TRAITEMENT

DE L'ANÉMIE

QUELQUES CONSIDERATIONS
SUR LES CURES D'AIR

DANS LA HAUTE-ENGADINE

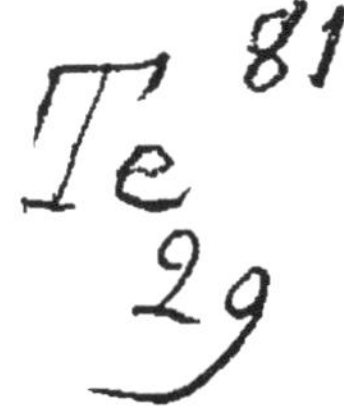

PARIS — P. MOUILLOT, 13, QUAI VOLTAIRE. — 44254

TRAITEMENT DE L'ANÉMIE

Quelques Considérations

SUR LES CURES D'AIR

DANS LA HAUTE-ENGADINE

S. A. RICHARD-WILLAM STEWARD

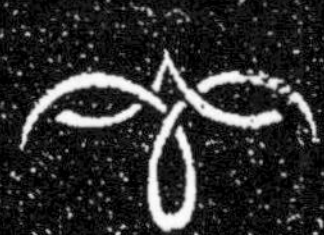

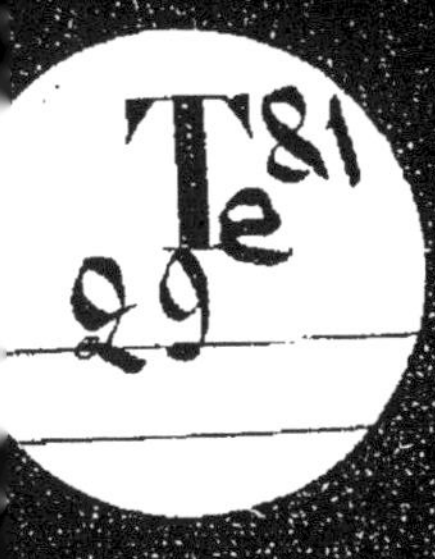

TRAITEMENT

DE

L'ANÉMIE

QUELQUES CONSIDÉRATIONS

SUR LES CURES D'AIR

DANS LA HAUTE-ENGADINE

Par

S. A. RICHARD-WILLAM STEWARD

U. S. M. D. — S. M. R.

Membre de l'Académie pathologique de New-York,
Membre du M.-C.-D. Club de Philadelphie,
Membre correspondant du *Cent Med. Journal,*
de l'*U. S. medical press*, etc., etc.

Traduit de l'anglais

PARIS

SOCIÉTÉ DE PUBLICATIONS PÉRIODIQUES

13, QUAI VOLTAIRE, 13

1884

TRAITEMENT
de l'Anémie

QUELQUES CONSIDÉRATIONS
SUR LES CURES D'AIR
DANS LA HAUTE-ENGADINE

I

J'ai toujours eu la conviction profonde que la plupart de nos infirmités, de nos maladies constitutionnelles, de nos misères corporelles et morales, proviennent en grande partie de l'air vicié dans lequel nous naissons, dans lequel nous vivons. L'homme et la plante ont besoin d'air pur autant que le poisson a besoin d'eau claire et limpide. Les grandes agglomérations d'hommes, produites par la civilisation, qui développe chez nous hors de toutes proportions l'instinct de sociabilité, nous sont aussi fatales qu'une eau stagnante et viciée le serait au développement des immenses légions d'êtres vivants qui parcourent en tous sens nos rivières, nos fleuves et nos océans.

Ce principe élémentaire, que nul homme de bon sens ne peut nier ou mettre un seul instant en doute, échappe cependant constamment au discernement du médecin dans le diagnostic de nos maladies et plus *la cause* de ces maladies est générale, évidente, indiscutable, plus il semble qu'on en fasse abstraction et moins on s'en préoccupe Lorsque le malade arrive chez le médecin, celui-ci cherche la cause immédiate du mal, la cause récente, l'accident pathologique, rarement il songe à remonter plus haut, et c'est cependant là que se trouve le germe qu'il faut détruire. Aussi que de tâtonnements infructueux, que de remèdes donnés qui réduisent le mal pour un moment et l'aggravent par la suite, que de cercles vicieux dans lesquels on tourne inutilement.

J'ai vécu longtemps parmi nos tribus sauvages du nouveau monde, j'y ai étudié leur vie, leurs mœurs, leur clinique si l'on peut appeler ainsi les quelques formules auxquelles s'arrête leur science médicale. Je n'ai trouvé chez elles aucune de ces maladies constitutionnelles si fréquentes dans nos villes, si répandues dans la vieille Europe et qui mettent l'enfant dès sa naissance entre les mains du médecin.

Dans nos forêts spacieuses, dans nos montagnes et nos pampas, l'homme naît robuste et fort. La mère le porte sans défaillances et sans faiblesse. A peine a-t-il vu le jour, que tout l'organisme fonctionne sans efforts, se développe régulièrement, normalement, atteint l'âge de la puberté sans passer par les mille accidents physiques qui se présentent sans cesse dans nos grandes villes. Là, point d'anémie, point de débilité, aucun cas de distrophie constitutionnelle. La chlorose, le rachitisme, la leucorrhée vaginale, la dysmenorrhée y sont pour ainsi dire inconnues.

Plus je me suis rapproché des grands centres, au contraire, plus j'ai constaté l'appauvrissement du sang, la dyspepsie, l'anémie sous toutes ses formes les plus diverses. C'est la plaie des grandes villes, plus encore à notre époque de vie nerveuse et sédentaire, de travail intellectuel et souvent immoral qu'à aucun autre, et New-York, Londres et Paris, ces vastes fourmilières humaines mourraient bientôt d'inanition, verraient leur vie s'éteindre et s'étioler si, comme le Minotaure, elles n'attiraient à elles pour les dévorer, de nouvelles et fortes générations élevées à l'air pur des champs et des montagnes et remplies encore de sève et de vigueur.

II

L'anémie dans son acception générale est une des maladies les plus répandues, les plus ordinaires, que le médecin rencontre à chaque pas, qui se présente sous les aspects les plus multiples, les plus variés, qui engendre les complications les plus nombreuses, les plus bizarres et souvent les plus mortelles. Dans ma longue pratique, je puis affirmer que *sur cent malades* j'ai trouvé la proportion de *quatre-vingt-dix anémiques*, soit que la maladie fût à son début,

soit qu'elle eût produit, par insuccès des
remèdes, insouciance du malade ou inexpé-
rience du médecin, des phénomènes pathologiques dont l'énumération serait trop longue à
établir.

J'ai, comme mes confrères, employé tous les
moyens que la science met à notre disposition
et selon les différents cas, j'ai quelquefois com-
battu avec succès la maladie prise à son début ;
mais que d'insuccès aussi, que de luttes stériles
contre un mal dont la cause remonte souvent à
plusieurs générations et dont l'expansion se
trouve encouragée par tout ce qui entoure le
malade, l'atmosphère dans lequel il respire, les
habitudes d'une vie sédentaire et inactive, des
conditions d'existence plus pernicieuses encore,
les fatigues incessantes d'une civilisation exi-
geante, les excitations sans nombre qui dou-
blent la force à de certains moments, mais
décuplent la faiblesse et l'atonie au fur et à
mesure que le sujet avance en âge ! Nul ne me
contredira donc si j'affirme que dans la plupart
des cas, le médecin perd son temps et sa pa-
tience et le malade sa santé et son argent lors-

que le traitement se borne à parcourir succes-
sivement tous les palliatifs impuissants que la
pharmacopée met à notre disposition.

Cette impuissance sur laquelle je ne veux pas
m'étendre davantage et qu'il suffit de signaler
pour en comprendre la vérité et l'importance
m'a longtemps préoccupé et surtout depuis mes
derniers voyages en Europe. Sans doute en
Amérique dans les grands centres, comme je le
disais tantôt, on remarque des symptômes d'é-
tiolement, de faiblesse héréditaire, mais nulle
part on ne rencontre un état d'affaissement physique et moral, une décrépitude plus symptoma-
tique et plus générale que dans les grandes
villes de l'Europe. Ce n'est plus comme là-bas
la femme et quelquefois l'enfant qui s'éteignent
lentement comme une lampe qui manque d'hui-
le, souvent par misère, manque de soins, nour-
riture insuffisante et incomplète : c'est l'homme
dans toutes les classes de la société ; dans les
hautes classes plus encore qu'au bas de l'échelle
sociale; c'est la femme couverte de soie, de
velours et de dentelles ; c'est l'enfant qui naît
sous les fleurs et les couronnes, et qui, après

avoir traîné une existence sans cesse menacée, qu'il doit défendre à tous instants contre les éléments de destruction qu'il porte en lui, transmet souvent la vie à d'autres êtres plus misérables encore.

L'étude de ces phénomènes généraux m'amena naturellement à chercher la cause du mal, non point la cause d'un cas particulier, mais la cause générale, non point le remède à tel ou tel cas pathologique, mais le remède algébrique, si je puis m'exprimer ainsi, le remède primordial qui, attaquant la maladie dans son germe, n'excluait cependant aucune formule, aucun traitement particulier, ne répudiait aucun système par la raison bien simple qu'il n'y a point de remède universel et que tous les systèmes peuvent être bons s'ils sont appliqués judicieusement.

Partant donc du principe que l'étiolement, la dépression physique et morale, l'anémie en un mot, provenaient en grande partie des conditions d'existence dans lesquelles se passe la vie en Europe, que l'homme a besoin d'air pur, que l'alimentation, l'assimilation, la répartition des forces dépendent autant sinon plus de l'air que l'on respire que des aliments que l'on mange, j'en vins à rechercher quel pouvait être à ce point de vue le meilleur traitement à suivre. Pour beaucoup d'anémiques, la campagne, les montagnes, le mouvement, la promenade, les longues excursions suffisent, mais l'effet produit ne dure pas. Ou le mal est trop enraciné et le remède trop peu radical. Le changement d'air enraye le mal sans doute, mais ne le guérit pas, ce n'est qu'un palliatif. Les ouvrages des savants docteurs S. Jaccoud. Brehmer et Gœrbersdorf attirèrent mon attention sur la Haute-Engadine et après un long séjour dans cette splendide vallée qui n'a rien de comparable au monde, il ne me fut pas difficile d'apprécier les effets prophylactiques et curateurs de ce *merveilleux climat*. J'y observai que l'anémie était inconnue aux habitants du pays, que la scrofule et la tuberculose ne s'y rencontraient que comme produit exotique, que si les indigènes contractaient à l'étranger quelque maladie phtisiogène, ils en guérissaient toujours lorsqu'ils avaient le bonheur et la sagesse de rentrer à temps dans leurs foyers. J'y remarquai que les fièvres paludéennes et le scorbut y étaient inconnus, que la chlorose, l'oligocythémie et la polyemie séreuse ne s'y rencontraient guère, non plus que le rachitisme, la dysmenorrhée et la dyspepsie. Enfin, par mon étude approfondie des conditions climatériques de la vallée, *j'acquis bientôt la conviction que le plus grand nombre des cas d'anémie ou de dyspepsie soit constitutionnels, soit accidentels, devaient s'y guérir par un traitement plus ou moins prolongé.*

III

La vallée de la Haute-Engadine (canton des Grisons, Suisse) s'étend sur un parcours de dix-sept kilomètres de *Saint-Moritz* jusqu'à *La Maloja*, cette gigantesque barrière de mille pieds de hauteur qui la sépare de la Suisse italienne. Cette vallée très étroite à Saint-Moritz va en s'élargissant jusqu'à la Maloja où elle se termine en un immense amphithéâtre, espèce de balcon surplombant la chaude vallée de Bregaglia. Elle est protégée par deux immenses massifs de montagnes aux cimes neigeuses, presque parallèles, qui vont de l'est à l'ouest et qui la protègent également contre les vents trop froids du nord et contre les vents du midi. Elle est baignée par trois lacs dont le plus grand, le lac de Sils ou de Maloja, ne mesure pas moins de quatorze kilomètres de pourtour. La Haute-Engadine est de toute l'Europe l'endroit le plus élevé qui soit habitable en été comme en hiver. Elle atteint une altitude d'environ six mille pieds au-dessus du niveau de la mer. Je n'en entreprendrai pas la description, ce qui ne rentre pas dans le cadre de ma brochure, je dirai seulement qu'après avoir parcouru l'ancien et le nouveau monde, qu'après avoir visité la Suisse, le Tyrol, les Pyrénées, l'Italie jusque dans leurs moindres vallées, je n'ai rien vu de plus splendidement grandiose et de plus saisisant. Du haut des collines de la Maloja surtout, dont une main intelligente vient d'ouvrir l'accès par de ravissantes promenades et où vient de s'élever un immense hôtel de quatre cents chambres, le panorama que l'œil embrasse, tant sur la région des lacs que sur les vallées italiennes, n'a véritablement rien qui puisse lui être comparé.

J'ai fait de longues expériences pendant l'été et pendant l'hiver dans la Haute-Engadine. A mon avis, c'est le séjour le plus agréable que l'on puisse rêver pendant les lourdes chaleurs de l'été, c'est le climat *le plus réconfortant, le plus tonique qui soit à conseiller aux personnes faibles et délicates*. On a généralement une fausse idée sur la température estivale ainsi que sur la température hivernale de la Haute-Engadine. C'est une erreur assez faussement répandue que les jours y sont froids pendant l'été et que le climat y est insoutenable pendant l'hiver. Il ne s'en suit pas que les montagnes qui l'entourent et la dominent de cinq à six mille pieds encore soient couvertes à leurs sommets de neiges éternelles pour que l'on puisse l'assimiler à la Suède septentrionale, voire même à la Sibérie. La proximité des glaciers exerce certainement son influence sur la température moyenne, mais rien de plus inexact que de supposer qu'on y souffre du froid. Ce qui a fait accréditer cette fausse réputation est le système inconfortable des hôtels de Saint-Moritz, de Pontresina et des autres stations de cure où l'on n'a pas songé à protéger les étrangers contre les quelques mauvais jours, assez rares d'ailleurs, où la pluie et la neige font parfois leur apparition dans la vallée entre juin et septembre, apparition d'un instant, d'un jour, qu'un rayon de chaud soleil fait bientôt oublier. Par les beaux jours qui sont incomparablement les plus nombreux, le thermomètre marque de 15 degrés à 20 degrés centigrades à l'ombre, et l'on risque fort d'attraper des insolations si l'on n'est muni d'ombrelles ou de chapeaux à larges bords. Nous sommes donc loin des exagérations de quelques esprits chagrins et moroses qui ont pris l'Engadine en grippe à cause de l'inintelligence de quelques hôteliers primitifs, mal outillés et peu au courant des questions de confort et de luxe. La nouvelle station qui s'élève en ce moment à la Maloja présente sous ce rapport des installations infiniment plus confortables, et d'autre part par son voisinage de l'Italie dont elle reçoit les émanations, elle offre un climat généralement plus chaud de 2 degrés que la ville de Saint-Moritz, qui se trouve plus enfoncée au milieu des glaciers.

Au point de vue thérapeutique le climat de l'Engadine est un *climat tonique*, pour ainsi dire *unique dans son genre, ayant des conditions reconstituantes d'une force inconnue partout ailleurs et spécialement excitant*. La mobilité excessive de l'oxygène atmosphérique exerce une influence considérable sur l'économie du corps humain. Elle augmente l'action chimique du corps, elle accélère les conditions de la formation du sang et de la nutrition, elle favorise la digestion et l'assimilation, elle fortifie enfin considérablement le système nerveux et particulièrement le système cérébro-spinal. La situation topographique de la Haute-Engadine, son exposition au soleil chaud de l'Italie, la direction parallèle des immenses montagnes qui la protègent contre les vents âpres du Nord et les vents souvent impétueux du Midi, ses lacs qui y maintiennent une brise salutaire et fraîche donnent à cette région des Alpes des conditions climatériques tout à fait spéciales. *La Haute-Engadine est incontestablement sous tous ces rapports plus favorisée que les autres régions de même altitude.* Si la vivacité et la pureté incomparable de l'air y accroissent la puissance nutritive, l'abaissement de la pression barométrique change complètement la modalité de la respiration et de la circulation du sang. La pureté et la sécheresse de l'air y ont une telle puissance qu'elles suffisent pour y dessécher la viande, que l'on y suspend à l'air libre et qui s'y conserve indéfiniment. On n'a pas d'exemple qu'une maladie contagieuse ait fait son apparition dans la vallée, les infections charbonneuses y sont absolument inconnues ; aucun cas de fièvre paludéenne ne s'est jamais déclaré dans les parties les plus marécageuses et pendant les travaux d'assèchement de Saint-Moritz ou de la Maloja. L'on pourrait presque en inférer que les microcosmes ne trouvent à cette altitude ni les conditions d'existence, ni les conditions de propagation qui se rencontrent déjà à Davos et dans d'autres localités situées à quelques cents mètres plus bas. L'Engadine aurait donc ce privilège unique en Europe d'être à l'abri de toute épidémie.

La hauteur barométrique moyenne pendant les mois de juin, de juillet, d'août et de septembre est de 615 millimètres, soit 144 millimètres en dessous de la hauteur moyenne de Paris. Cet abaissement barométrique détermine l'accélération des battements du cœur, porte un puissant affluent sanguin à la périphérie, même sur les parties du corps abritées par les vêtements, facilite les fonctions cérébro-spinales, augmente la puissance de locomotion, facilite la respiration.

« Il résulte de tout cet ensemble de phénomènes que le climat de la Haute-Engadine constitue à lui seul le remède le plus puissant contre les anémies, les dyspepsies nerveuses ou sanguines, contre les chloroses et les débilités constitutionnelles. Malgré l'élévation de la vallée, les hémorrhagies broncho-pulmonaires et l'hémoptysie n'y sont pas à craindre à condition qu'on ne s'y livre pas à des ascensions désordonnées. Les catarrhes broncho-pulmonaires s'y guérissent rapidement en raison de la modalité particulière des fonctions pulmonaires et de la rapidité de l'évaporation des liquides par suite de la sécheresse de l'air. La gymnastique respiratoire qu'imposent les conditions barométriques est le seul moyen d'obtenir une élongation réelle des adhérences pleurales et d'en atténuer les fâcheuses conséquences.

« Pour les enfants chétifs, dont le développepement physique est sans cesse compromis par une débilité innée ou acquise, pour ceux qui sont affectés de scrofulose, pour ceux enfin dont les familles ont subi les coups redoutables de la méningite tuberculeuse, le séjour de l'Engadine est le plus puissant reconstituant. »

Ces observations générales que le savant docteur S. Jaccoud relevait dans son ouvrage sur Saint-Moritz, publié en 1873, je les ai maintes fois constatées par ma propre expérience. Mais ses études se sont bornées à la saison d'été. On ne songeait alors nullement à y établir la cure d'hiver comme à Davos et ce n'est guère que depuis l'acquisition de la Maloja par le comte de Renesse, un gentlemen belge, qui y fait en ce moment de magnifiques et de somptueuses installations, que l'on a commencé à s'occuper de la possibilité d'y établir une saison d'hiver, d'octobre au mois de mars ou d'avril. Grâce à son initiative, un hôtelier intelligent de Saint-Moritz a su aménager tant bien que mal son hôtel dans ce but. Pendant l'hiver de 1882, il a eu environ quatre-vingts pensionnaires, pendant l'hiver de 1883 le chiffre s'est plus que doublé.

IV

Les installations incomplètes de Saint-Moritz, infiniment inférieures sous le rapport du confort et du bien-être à celle de Davos, n'avaient pas permis jusqu'alors d'y établir un centre de cure d'hiver. Il est cependant certain, comme l'a deviné le comte de Renesse avec son remarquable esprit de pénétration et d'observation, que la vallée de la Haute-Engadine, plus élevée de 900 pieds environ que celle de Davos, convient mieux que tout autre au traitement des anémiques ou des personnes atteintes de dyspepsie. Le climat de l'Engadine est plus méridional que celui de Davos. Il offre cette particularité que pendant la plus grande.partie de l'hiver le thermomètre accuse souvent, malgré la gelée, une température extrêmement élevée dans les endroits exposés au soleil (25 degrés à 3o degrés centigrades au-dessus de zéro). Il y a pendant la période des neiges et des gelées, qui sont quelquefois de quatre ou cinq mois, une absence presque complète de vent, ce qui permet aux malades le séjour en plein air et au soleil pendant une grande partie de la journée. L'intensité des rayons solaires si éminemment importante pour les cures d'hiver s'explique par la réfraction des rayons solaires sur les neiges à travers une atmosphère pure et exempte de toute humidité et de toute poussière.

Pendant quatre ou cinq mois la vallée de la Haute-Engadine est couverte d'une couche de neige éblouissante et ferme d'où émergent des forêts de cèdres et de sapins. Cette couche tombe en novembre, parfois en octobre. En même temps les gelées constantes et non interrompues forment une croûte épaisse qui empêche l'évaporation de se produire. Elles procurent des journées absolument claires et sereines qui caractérisent la saison d'hiver dans ces hautes régions au-dessous desquelles s'agitent les nuages qui nous amènent dans nos contrées basses et humides, les pluies, les alternatives de neiges et de dégel, les variations constantes de température si funestes aux constitutions faibles et maladives.

C'est à peine s'il y a trois ou quatre mauvais jours par mois, le ciel est bleu pendant la plus grande partie de l'hiver, d'un bleu intense et profond, et tandis qu'il gèle régulièrement de 10 degrés à 15 degrés à l'ombre et que la tempé rature descend quelquefois à 24 degrés ou 25 degrés, mais pendant quelques jours seulement, le thermomètre atteint de 26 degrés à 30 degrés centigrades au-dessus de zéro dans les endroits exposés au soleil.

Aussi tant que le soleil est au-dessus de l'horizon voit-on la population étrangère s'ébattre joyeusement dans les différents exercices de sport d'hiver, le skating, les courses en traîneaux, les longues promenades, etc. La principale précaution à prendre est de rentrer à temps au logis avant le coucher du soleil et d'y trouver un intérieur bien chauffé, confortable et convenablement aéré.

Sous ce rapport, les installations de Davos et celles de Saint-Moritz surtout laissent grandement à désirer. A part le Kurhaus de M. Holzbauer qui possède un calorifère à ventilation d'un système trop primitif à mon avis, la plupart des hôtels sont chauffés par ces grands poêles suisses dont la chaleur ne parvient jamais à se maintenir dans les conditions voulues. L'infiltration de l'air froid se fait partout et si l'on veut s'en garantir on souffre du manque d'oxygène, la sécheresse de l'air surchauffé vous étouffe et l'on perd pendant les heures de réclusion, le bien que l'on s'est fait pendant les heures d'exercice et de promenade.

Le nouvel hôtel Kursaal de la Maloja qui vient d'être achevé offre à ses hôtes d'importantes innovations qui ne manqueront pas d'être hautement appréciées dans le monde médical.

Construit avec des épaisseurs de murs variant de 1 mètre 5o à 5o centimètres, placé au milieu de la vallée dans l'endroit le mieux exposé au soleil, formant un immense trapèze dont la partie intérieure est complètement abritée de tout vent, de tout courant d'air, possédant partout doubles fenêtres, avec châssis soigneusement calfeutrés, il remplit toutes les conditions voulues pour offrir contre le froid un abri sûr et agréable.

Le système de calorifère adopté est surtout très ingénieux. Chaque salon, chaque couloir, chaque chambre, à tous les étages, sera pourvue de trois conduits tubulaires, l'un communiquant avec le calorifère central alimenté par trois chaudières afin d'y amener l'air chaud qui pourra être plus ou moins modifié par des vaporisateurs et des valves de régularisation; deux autres communiquant avec un système aspiratoire automatique très simple et qui en expulsera l'air impur et vicié. On compte utiliser en outre les puissantes chutes de l'Inn qui tombent verticalement à 1.200 mètres environ du Kursaal, tant pour l'éclairage électrique

que pour la production de l'ozone dans les batteries ou prises d'air.

Cette installation tout à fait grandiose et que j'ai visitée avec grand intérêt cet été, n'a certainement rien de comparable en Europe. L'hôtel Kursaal de la Maloja, que les habitants de la Suisse italienne appellent « *Il colosso Helvetico* » et qui est certainement le plus grand bâtiment de la Suisse entière, compte un grand nombre de salons, salles de bal, de concert et environ quatre cents chambres. Indépendamment donc du bien-être qu'assurent ces installations confortables et luxueuses, il offrira aux étrangers des distractions nombreuses qui sont aussi nécessaires pour les malades dont le moral a besoin d'être soutenu que pour les personnes valides qui les accompagnent et qui n'y regretteront pas les plaisirs des grandes villes. Par ce système d'éclairage, de chauffage, de ventilation continue on a su écarter l'inconvénient des assemblées nombreuses si souvent critiquées à Davos, où l'air emprisonné et chauffé par le gaz finit par vicier l'air au point de le rendre malsain et délétère.

Le système des égouts qui laisse tant à désirer à Davos, où n'existe point de courant d'eau suffisant, n'offrira pas les mêmes inconvénients à la Maloja où le courant rapide de l'Inn vers les lacs permet une évacuation constante des eaux ménagères. En somme donc, et pour me résumer, il n'existe en Suisse, ni même dans l'Europe entière, à pareille altitude de 6,000 pieds, aucune installation plus convenable pour le traitement des anémies invétérées, des dyspepsies constitutionnelles ou accidentelles et je ne puis que conseiller vivement à tous ceux de mes collègues qui ont quelque confiance dans les cures alpestres, d'étudier avec soin tout le parti que l'on peut tirer de ce climat vraiment extraordinaire dont les conditions toniques et vivifiantes dépassent dans la pratique tout ce que la théorie et l'analyse peuvent en dire de plus concluant.

V

INDICATIONS GÉNÉRALES

En raison même de la puissance de son action le climat de l'Engadine présente un certain nombre de contre-indications. L'emphysème pulmonaire, l'hypertrophie et les lésions valvulaires du cœur, les processus inflammatoires en état d'acuité, sont autant de conditions pathologiques inconciliables avec le séjour dans ces altitudes élevées.

En raison aussi de cette altitude, de la dépression barométrique, il convient peu que le médecin envoie le malade d'emblée des pays de plaine aux hauteurs de l'Engadine. Il est bon de n'y monter que graduellement. Deux postes intermédiaires me paraissent parfaitement convenir pour une acclimatation de ce genre, c'est pour ceux qui viennent d'Italie le village de Promontogno dans la vallée de Bregaglia à

4.000 pieds au-dessus du niveau de la mer et où l'on trouvera un excellent hôtel, de ravissantes promenades qui prépareront les organes respiratoires aux conditions atmosphériques de la Haute-Engadine, et pour ceux qui viennent de Coire, le village de Savognino au pied du piz Michel où l'on peut aussi passer agréablement et confortablement quelques jours.

Selon ma propre expérience, il est bon de faire dans l'un ou l'autre de ces deux endroits un séjour de quatre à huit jours. Il est nécessaire de le faire si le malade souffre d'une grande faiblesse, de palpitations, de céphalalgies fréquentes ou d'irritabilité nerveuse constante.

Le médecin doit aussi prévenir le malade que dans les premiers temps de son séjour il souffrira d'insomnies, parfois de pertes d'appétit plus ou moins prolongées, dont on peut diminuer les effets par la cure de lait et les promenades modérées non ascendantes et sans fatigue, que ce n'est guère qu'après quinze ou vingt jours que les effets du climat se font sentir et à cet égard je dirai que c'est une grave erreur de n'envoyer les malades dans l'Engadine que pour une cure d'un mois. Il s'opère, en effet, dans toute l'économie, une telle perturbation par suite des changements de modalité dans les fonctions du cœur et des poumons qu'il faut au moins quinze à vingt jours aux malades pour s'y faire et s'y accoutumer. Ce n'est guère qu'à partir de ce moment qu'ils commencent réellement à profiter du climat. J'estime donc que le minimum de la cure doit être fixé à deux mois.

C'est aussi une erreur généralement répandue que l'Engadine n'est agréablement habitable qu'aux mois de juillet et d'août. J'y ai séjourné en mai, en juin et en septembre, et j'y ai trouvé souvent le soleil très chaud vers la fin de mai et presque toujours un mois de septembre splendide et tout à fait agréable. En mai il reste encore quelque neige dans la vallée, et l'humidité du dégel peut offrir quelques inconvénients, mais en juin la neige a disparu, et dès les premiers jours de juin on peut hardiment se rendre dans l'Engadine et y commencer sa cure.

Une autre indication également importante, c'est qu'il est bon que le médecin recommande à ses malades de se munir en outre des vêtements d'été, de vêtements d'arrière-saison et de vêtements plus chauds, voire même de vêtements d'hiver. Il arrive parfois, en plein mois de juillet et d'août, quelques jours de pluie ou de neige fondue pendant lesquels il est nécessaire de quitter ses habits d'été pour se couvrir plus sérieusement. Les mauvais jours sont rares de juin à novembre, dans l'Engadine, et l'on y jouit généralement d'un soleil radieux, mais encore est-il bon de prendre ses précautions pour les quelques jours de froid qui peuvent se présenter inopinément et en rendre le séjour désagréable si l'on n'a pas pris de précautions suffisantes.

Paris. — Imprimerie P. Mouillot. — 44254